TRÉPANATION

DE

L'APOPHYSE MASTOIDE

SES INDICATIONS. — SON LIEU D'ÉLECTION

DANS LES

SUPPURATIONS DE L'OREILLE MOYENNE

PROPAGÉES AUX

CELLULES MASTOIDIENNES

PAR

LE Dr VASLIN

Ancien interne des hôpitaux de Paris. — Lauréat de l'Institut
et de la Société de chirurgie
Professeur suppléant à l'École de Médecine d'Angers

ANGERS

IMPRIMERIE P. LACHÈSE ET DOLBEAU

13, Chaussée Saint-Pierre, 13

—

1883

TRÉPANATION

DE

L'APOPHYSE MASTOIDE

SES INDICATIONS. — SON LIEU D'ÉLECTION

DANS LES

SUPPURATIONS DE L'OREILLE MOYENNE

PROPAGÉES AUX

CELLULES MASTOIDIENNES

PAR

Le Dr VASLIN
Ancien interne des hôpitaux de Paris. — Lauréat de l'Institut
et de la Société de chirurgie
Professeur suppléant à l'École de Médecine d'Angers

ANGERS
MPRIMERIE P. LACHÈSE ET DOLBEAU
13, Chaussée Saint-Pierre, 13
1883

TRÉPANATION

DE

L'APOPHYSE MASTOIDE

I

L'inflammation suppurative de l'oreille moyenne ou caisse du tympan, propagée aux cellules mastoïdiennes, a pour effet, non seulement de compromettre et détruire l'organe de l'ouïe, mais aussi d'engendrer des accidents rapidement mortels, si l'on n'intervient à temps pour donner issue à la suppuration par la trépanation de l'apophyse mastoïde. Telle est la pratique chirurgicale que je me propose de démontrer par les principaux faits publiés sur ce sujet et celui que j'ai observé.

Un coup d'œil sur le siège anatomique de la suppuration et ses rapports avec des organes essentiels à la vie, me paraît indispensable pour bien saisir la pathogénie de cette affection et sa thérapeutique.

En ouvrant le rocher suivant son axe, on trouve dans son épaisseur une cavité intermédiaire au conduit auditif externe, à la trompe d'Eustache et au labyrinthe. Cette cavité est l'oreille moyenne ou caisse du tympan. La caisse du tympan renferme la chaîne des osselets, organes de transmission du son : elle est tapissée par une muqueuse se continuant avec celle de la trompe d'Eustache, des cellules mastoïdiennes et du labyrinthe. La couche épithéliale qui revêt ces différentes membranes est de même nature. Aussi, l'irritation née sur l'une d'elles a une grande tendance à envahir ses congénères, eu égard à leur continuité et leur identité de tissu. Ainsi s'explique la propagation de l'inflammation suppurative de la caisse, aux cellules mastoïdiennes, à l'oreille interne et externe.

L'attention doit être particulièrement fixée sur les parois de la caisse, tant au point de vue de leur texture, que de leurs rapports. Ces parois sont au nombre de six : l'externe ou tympanique — l'interne ou labyrinthique — la supérieure ou cranienne — l'inférieure ou jugulaire — l'antérieure ou tubaire — la postérieure ou mastoïdienne.

Paroi externe ou tympanique. — La paroi externe ou tympanique est formée par la membrane du tympan, cloison très mince, s'ulcérant facilement pour livrer passage aux produits morbides accumulés dans la caisse. Cependant sa rupture est insuffisante dans la plupart des cas, pour assurer le libre écoulement de la suppuration. Ce serait donc se tenir dans une fausse sécurité, que de considérer l'ouverture du tympan, comme devant prévenir la stagnation du pus dans l'oreille moyenne et les cellules mastoïdiennes.

Paroi interne ou labyrinthique. — La paroi interne ou

labyrinthique met en communication la caisse avec l'oreille interne renfermant les organes de la perception des sons. On conçoit que la purulence de l'oreille moyenne, puisse engendrer des troubles considérables dans les différentes parties de sa voisine. Outre la surdité, conséquence directe des modifications pathologiques produites dans le labyrinthe, le vestibule, les canaux semi-circulaires et le limaçon, on voit parfois éclater les symptômes d'une congestion cérébrale, apoplectiforme. Ces accidents nerveux, graves, connus sous le nom de maladie de Menière, surviennent principalement dans les inflammations suppuratives de l'oreille moyenne : M. Charcot les attribue à une augmentation de pression dans le liquide des canaux semi-circulaires et une altération des rameaux nerveux du limaçon.

Deux nerfs importants, en rapport avec la paroi labyrintique, peuvent être atteints par la suppuration : le facial qui passe sous la fenêtre ovale par l'aqueduc de Fallope, la corde du tympan qui traverse la caisse au niveau de cette paroi. Il existe des faits assez nombreux de paralysie faciale consécutive à l'ostéite diffuse de la caisse. Quant à l'altération de la corde du tympan, elle a été signalée et bien étudiée dans un travail du Dr Prompt.

Paroi supérieure. — La paroi supérieure ou cranienne, autrement dite plafond de la caisse, mesure de 6 à 7 millimètres de largeur sur 1 millimètre d'épaisseur. Ce plafond correspond à l'union des portions écailleuse et pétrée du temporal. Chez l'enfant, on observe à ce niveau une fissure, à travers laquelle pénètrent la dure-mère et quelques fines artères meningées se rendant à la muqueuse. Ces communications vasculaires entre la cavité cranienne et la caisse persistent chez l'adulte. Séparée du cerveau et des enveloppes par une lamelle osseuse de 1 millimètre d'épaisseur, mise en relation directe avee la circulation cérébrale, l'inflammation de l'oreille moyenne peut se propager rapidement au cerveau ou aux méninges. C'est aussi, comme nous le verrons, du côté de l'encéphale que surgissent les complications les plus funestes de l'otorrhée.

Paroi inférieure. — La paroi inférieure ou jugulaire est ainsi nommée, à cause de son rapport avec le golfe de la veine jugulaire. Elle a la forme d'une gouttière très favorablement disposée, pour l'accumulation de la suppuration; elle est en outre criblée de petits pertuis, mettant en contact immédiat les tuniques de la veine avec la muqueuse de la caisse. En croupissant dans ce bas-fond, le pus peut engendrer la thrombose ou l'ulcération de la jugulaire et causer même la névrite des pneumo-gastrique et glosso-pharyngien situés dans le voisinage.

Paroi antérieure. — La paroi antérieure ou tubaire est cotoyée par la carotide interne. En raison de cette proximité, les tuniques artérielles sont exposées aux attaques de la suppuration diffuse de l'otite moyenne.

Paroi postérieure ou mastoïdienne. — La paroi postérieure ou mastoïdienne est formée par la partie la plus interne de l'apophyse mastoïde. Elle offre un orifice de communication avec les cellules mastoïdiennes, qui se divisent en deux portions; l'une horizontale en rapport avec la dure-mère et le lobe sphénoïdal du cerveau, l'autre verticale en rapport avec le cervelet. Ajoutons une dernière connexion très importante, celle du sinus latéral, qui longe la paroi mastoïdienne dans toute son étendue. Quand l'intérieur de l'apophyse est en pleine suppuration, l'encéphale, ses enveloppes et un des principaux canaux de la circulation cérébrale ne sont donc séparés du foyer purulent que par une lamelle osseuse excessivement mince.

II

Cet aperçu succinct des rapports des parois de la caisse et des cellules mastoïdiennes, avec les organes environnants, permet d'envisager dans leur ensemble les conséquences redoutables de la stagnation du pus dans ces cavités. Il n'y a pas de région, qui réunisse sur un plus petit espace, un plus grand nombre de territoires importants et qui accumule davantage les périls les plus graves. Le cerveau, le cervelet, les méninges, le sinus latéral, la veine jugulaire, l'artère carotide, le nerf pneumogastrique s'offrent de tous côtés comme des victimes préparées d'avance.

Que la suppuration de l'oreille moyenne et de l'apohyse mastoïde survienne d'emblée ou consécutivement à une inflammation de la trompe d'Eustache ou du conduit auditif externe, elle expose le malade aux accidents suivants :

« Destruction plus ou moins complète des organes nécessaires à l'ouïe.

« Accidents nerveux graves connus sous le nom de maladie de Menière.

« Phlogoses encéphaliques mortelles : méningite, abcès du cerveau et du cervelet.

« Lésions vasculaires non moins graves que les précédentes : phlébite des sinus cérébraux et de la jugulaire; ulcération de la carotide interne.

« Accidents septicémiques aigus ou chroniques par pénétration des éléments toxiques du pus dans la circulation.

« Paralysies locales, par lésion du facial et de la corde du tympan. Beaucoup moins graves que les précédents, ces accidents ont cependant leur importance; car leur manifestation indique que la suppuration est en voie de détruire les parois de la caisse et de diriger ses atteintes vers l'encéphale et les gros vaisseaux de la région. »

Toutes ces complications de l'otite moyenne propagée aux cellules mastoïdiennes ont été signalées, je ne m'attacherai qu'à l'étude clinique des plus importantes, cherchant à déduire de leur pathogénie le moyen de les prévenir.

§ 1er. — Accidents encéphaliques.

Le retentissement de l'inflammation suppurative de l'oreille moyenne et de l'apophyse mastoïde vers l'encéphale s'opère de plusieurs façons :

1° La grande cavité de l'arachnoïde, accolée pour ainsi dire au foyer purulent, est la première exposée aux atteintes de la phlegmasie. L'otite, après avoir envahi les parois de la caisse, gagne de proche en proche les cellules mastoïdiennes, se ramifie et s'étend ensuite jusqu'aux enveloppes périencéphaliquès. Il se forme alors une méningite purulente de la base : témoins les deux faits suivants empruntés à la clinique étrangère.

Observation extraite du recueil de Trœslt, intitulée : *Suppuration de la Caisse. — Extension de l'inflammation aux cellules mastoïdiennes et au labyrinthe, du labyrinthe aux méninges par l'intermédiaire du nerf auditif.*

J. Warner Smith, matelot, âgé de dix-sept ans, entré à l'hôpital de Charing-Cross le 14 janvier 1866. A l'âge de cinq ans, le malade a eu une rougeole suivie d'othorrée de l'oreille gauche, qui ne l'a pas quitté. Il y a trois mois, il s'est exposé à un vent froid. Depuis cette époque, l'otorrhée a augmenté. Le jour de son entrée à l'hôpital on constate les symptômes suivants : violente douleur dans l'oreille gauche, s'irradiant dans tout le côté correspondant de la tête, jusqu'au vertex. Écoulement séro-sanguinolent abondant par le conduit auditif. Surdité complète de ce côté. Douleur à la région mastoïdienne avec léger gonflement des parties molles. Vertige, mouvements convulsifs de la face, intelligence conservée mais lente.

On hésite à pratiquer l'ouverture des cellules mastoïdiennes. Des sangsues sont appliquées derrière l'oreille. Cette médication ne produit aucune amélioration. Délire violent le 22, auquel succèdent le coma et tous les signes d'une méningite de la base. Mort le 5 février.

Autopsie. — Méningite purulente de la base. Des fausses membranes entourent les troncs nerveux et spécialement celui du nerf auditif gauche jusqu'à son entrée dans le conduit labyrinthique. En examinant l'oreille, on trouve la membrane du tympan détruite; tous les osselets ont disparu : la caisse est remplie de pus fétide ainsi que l'apophyse mastoïde. La fenêtre ovale est ouverte et la cavité du vestibule contient du pus. Le labyrinthe membraneux est détruit. Le nerf auditif est tuméfié et de couleur sombre depuis son épanouissement dans le limaçon jusqu'à son origine.

Il est évident que l'inflammation de la caisse s'est propagée au nevrilème du nerf acoustique et qu'elle a gagné la base de l'encéphale, en cheminant le long du tronc nerveux. Une trépanation hâtive de l'apophyse mastoïde aurait pu conjurer ces accidents, en facilitant l'écoulement du pus et le lavage des cavités où il séjournait.

Observation tirée des archives de Langenbeck, intitulée : *Suppuration de l'oreille moyenne et du labyrinthe, trépanation de l'apophyse mastoïde.*

M. C. B. L., négociant, âgé de quarante ans, a été atteint à l'âge de quinze ans d'une otorrhée à l'oreille droite. La suppuration cessa par un traitement approprié ; mais la surdité resta complète du côté droit, et de temps en temps l'oreille était le siège de violentes douleurs névralgiques, regardées comme l'indice d'ostéité chronique de la caisse et de l'apophyse mastoïde. La guérison n'était donc pas complète. Toutefois M... pouvait vaquer à ses affaires.

Recrudescence subite de l'otite, au commencement de janvier 1862. La région temporale droite devient très douloureuse, l'otorrhée est abondante et la région mastoïdienne se tuméfie. En quelques jours cet état local se complique de vertige, d'insomnie, de vomissements et de délire. Langenbeck trépane l'apophyse sans résultat avantageux. L'épiphyse était sclérosé. Le malade succomba dans le coma vingt-deux jours après le début des accidents.

A l'autopsie on trouve une méningite purulente de la base, ayant son point de départ dans la fosse sphénoïdale droite. A ce niveau, la dure-mère et l'arachnoïde sont épaissies, infiltrées de globules blancs et très adhérentes à la caisse, dont les parois sont noirâtres, ramollies et la cavité remplie de matières caséeuses.

Dans ce cas, l'oreille moyenne était le point de départ de la péri-encéphalite. L'apophyse mastoïde était *entièrement sclérosée*, c'est-à-dire transformée en une masse éburnée, véritable rempart que l'on ne pouvait traverser pour arriver jusqu'au foyer purulent, ce qui explique le résultat négatif de l'opération. Cependant, si en pareille occurrence, l'opérateur n'obtient pas tout le succès qu'il espère, son intervention peut amener du soulagement par la saignée locale qu'elle produit.

2° Un second mode d'action de l'otite moyenne suppurée sur les centres nerveux, est le suivant : le pus peut détruire la mince lamelle qui constitue le plafond de la caisse ou la paroi interne de l'apophyse mastoïde. Il se met dès lors en rapport avec la dure-mère, détermine une méningite partielle adhésive et à la faveur de cette méningite, perfore les enveloppes du cerveau, pour pénétrer dans la substance cérébrale sans enflammer la grande cavité de l'arachnoïde. La substance cérébrale devient malade à son tour, le pus qu'elle secrète s'ajoute à celui qui vient de la caisse et des cellules mastoïdiennes, un abcès considérable peut ainsi se développer en peu de temps. Tel est le processus morbide habituel du phlegmon des centres nerveux, consécutif aux suppurations de l'oreille moyenne et de l'apophyse mastoïde. Le pus renfermé dans ces cavités agit sur les organes ambiants, comme les abcès sur les aponévroses et le tissu cellulaire sous-cutané. C'est une collection purulente qui se fait jour du côté du cerveau. La perforation est une signature étiologique d'une valeur absolue, ainsi que le démontre l'observation suivante, publiée par Prompt, interne du Dr Cusco, en 1869, hôpital Lariboisière.

Observation. — *Otite moyenne suppurée. — Destruction du plafond de la caisse. — Abcès cérébral. — Thrombose du sinus latéral.*

X..., âgée de trente-cinq ans, entre le 12 janvier 1869, hôpital Lariboisière, service de Woillez. — Observant des accidents cérébraux, et remarquant, d'ailleurs, l'existence d'un écoulement purulent par l'oreille gauche, Woillez diagnostique une lésion encéphalique, suite d'otite, et fait passer la malade en chirurgie, service de M. Cusco.

Les symptômes suivants sont constatés : Par l'oreille gauche, écoulement purulent datant de plusieurs mois, mais ayant beaucoup augmenté depuis trois semaines. Surdité complète de ce côté. Empâtement des parties molles de la région mastoïdienne correspondante. Céphalalgie excessive ayant son maximum d'intensité dans la région temporale gauche. Parésie des membres supérieur et inférieur droits. Rétention d'urine.

Le diagnostic est encéphalite suppurative du lobe cérébral en rapport avec le foyer de l'otite. On décide qu'il n'y a pas lieu d'intervenir, eu égard à l'incurabilité des lésions cérébrales. La malade tombe dans le coma et succombe douze jours après son admission dans le service.

L'autopsie révèle une destruction complète du plafond de la caisse et à ce niveau un pertuis de la dure-mère et de l'arachnoïde, conduit vers un abcès développé dans le lobe sphenoïdal. Les cellules mastoïdiennes sont remplies de pus et leur orifice de communication avec l'oreille moyenne est très agrandi. Le sinus latéral gauche est oblitéré, dans toute sa longueur, jusqu'au golfe de la jugulaire, par des coagulations sanguines adhérentes.

De l'avis de l'observateur, une trépanation hâtive, c'est-à-dire pratiquée dès le début des accidents, avant l'apparition de la paralysie, aurait pu empêcher la perforation du plafond de la caisse et la formation de l'abcès cérébral.

M. le professeur Richet (*Bulletin de la Société de chirurgie*, 1859), cite un fait de mort subite, provoquée par l'ouverture d'un foyer purulent du lobe sphénoïdal, dans le ventricule latéral, lequel foyer avait été déterminé par une otite suppurée.

3° On a cité des cas plus complexes que les précédents, dont la pathogénie est encore demeurée inexplicable. Ce sont ceux où il se forme des abcès du cerveau et du cervelet ne communiquant pas avec le foyer de l'ostéite. Une collection purulente existe dans le cerveau ou le cervelet : entre cet abcès et le foyer de la suppuration intra-osseuse, il y a une couche de substance cérébrale saine.

Un exemple frappant est celui de Ridfleisch, dont la pièce est conservée à l'institut pathologique de Bown. Je le résume en quelques lignes.

Observation. — *Otite diffuse de l'oreille moyenne, propagée aux cellules mastoïdiennes. Abcès du cerveau.*

Il s'agit d'une otite diffuse de l'oreille gauche compliquée d'accidents cérébraux, ayant entraîné la mort trois semaines après le début.

Une coupe du rocher, parallèle à son arête supérieure, montre les lésions de l'oreille moyenne et de l'apophyse mastoïde. La première est vide d'osselets, la seconde est transformée en une cavité unique assez spacieuse pour admettre la pulpe de l'indicateur, osselets et cloisons des cellules mastoïdiennes ont été détruits par la suppuration. Le lobe sphenoïdal gauche du cerveau est le siège d'un abcès enkysté du volume d'un œuf de pigeon. Entre la cavité de l'abcès et la surface du cerveau en contact avec le rocher, il y a une couche de substance cérébrale saine de un centimètre et demi d'épaisseur.

Toynbee, qui a étudié ces complications cérébrales de l'otite avec le plus grand soin, cite deux faits remarquables dont je résume le plus intéressant, me bornant à mentionner l'autre.

Observation. — *Otite moyenne suppurée, propagée aux cellules mastoïdiennes. — Abcès cérébral. — Thrombose du sinus latéral.*

M..., veuve, âgée de vingt-six ans, entre le 7 janvier 1846 au dispensaire de Westminster, dans le service du Dr Merremann. Elle se plaint de violentes douleurs à l'oreille droite qui est le siège d'une otorrhée abondante, accompagnée de sensibilité et d'empâtement de la région mastoïdienne. La malade a des vertiges et manque de mémoire. On prescrit des sangsues et des cataplasmes. Pas d'amélioration. La douleur devient plus pénétrante, la malade éprouve des sensations qu'elle compare à des coups de canif; il lui semble qu'on lui scie l'oreille. Pendant les paroxysmes de douleur, elle pousse soudainement de grands cris et tombe ensuite dans le mutisme. L'otorrhée qui avait cessé pendant deux jours, reparaît sans amener d'amélioration. On ne tente rien du côté de l'apophyse mastoïde.

Le 17 février, la malade perd complètement connaissance et succombe le même jour, vingt-trois jours environ après le début des accidents cérébraux, quarante jours après les premières atteintes de l'otite.

Autopsie. — La muqueuse de la caisse et des cellules mastoïdiennes est ramollie, épaissie et recouverte de pus. Les osselets et les cloisons des cellules mastoïdiennes sont détruites. Dans l'épaisseur de l'hémisphère droit du cerveau, correspondant au siège de la suppuration auriculaire et mastoïdienne, se trouve un abcès considérable, séparé du rocher par une couche de substance cérébrale saine de 2 centimètres d'épaisseur. Le sinus latéral du même côté contient des caillots fibrineux adhérents à sa tunique interne.

Observation intitulée : *Ostéite suppurée de la caisse et des cellules mastoïdiennes, côté droit, chez un enfant de treize ans. Abcès développé dans le lobe cérébelleux droit.*

Un centimètre et demi de substance cérébrale saine est interposé entre le foyer de l'ostéite et les parois de la collection purulente du cervelet. — Le sinus latéral et la veine jugulaire sont exempts de thrombose.

Cette encéphalite suppurative à distance de l'otite est attribuée à l'action irritante du pus et des matières caséeuses accumulées depuis longtemps dans la caisse et l'apophyse mastoïde. Mais comment et par quel mécanisme s'opère cette fonte des éléments nerveux? Aucune explication plausible n'a encore été formulée. Aussi Toynbee, dans son mémoire, considérant que cette variété d'abcès cérébraux se produit quand il y a rétention prolongée des sécrétions morbides, vise surtout le moyen pratique de les éviter. Il donne le conseil, si la membrane du tympan est demeurée intacte, de la fendre : si, malgré l'ouverture spontanée ou artificielle du tympan, les symptômes d'irritation cérébrale persistent, il est d'avis de trépaner sans retard l'apophyse.

§ 2. — Accidents hémorragiques.

On a vu que la thrombose des sinus cérébraux et de la jugulaire marchent parfois de pair avec les complications inflammatoires, c'est-à-dire l'encéphalite. A elle seule, l'oblitération phlébitique de ces canaux veineux est susceptible d'entraver profondément les fonctions cérébrales. Mais d'autres lésions vasculaires, non moins graves que la thrombose et la phlébite, peuvent surgir. Il est généralement démontré, que les vaisseaux artériels et veineux, situés à proximité ou au centre des abcès, sont inattaquables par le pus. Vrai pour les vaisseaux en contact avec les collections purulentes, closes de toutes parts, cet axiome chirurgical perd beaucoup de sa valeur, lorsque le foyer de suppuration communique avec l'air. Sous l'influence atmosphérique, le pus est susceptible d'acquérir des propriétés très délétères, il devient alors apte à détruire tous les tissus. Aussi le voyons-nous dans les suppurations fétides de l'oreille moyenne et de l'apophyse mastoïde, éroder les parois de ces cavités osseuses, les franchir et ulcérer les tuniques de la carotide interne.

M. le professeur Richet dans son remarquable article du *Dictionnaire de Médecine et Chirurgie pratique* sur les lésions des carotides, rapporte les deux faits suivants, l'un de Baizeau, l'autre de Chassagnac. Dans le premier, il s'agissait d'un jeune militaire ayant une suppuration de l'oreille gauche. Par le conduit auditif externe une hémorragie considérable survint brusquement. Le chirurgien fut obligé de pratiquer la ligature de la carotide primitive, mais sans succès. A l'autopsie, on trouva la carotide interne ulcérée au voisinage de la caisse par deux petits séquestres.

Dans le fait analogue de Chassagnac (*Traité de la suppuration*), l'hémorragie ne put être arrêtée : il y avait aussi ulcération de la carotide à son passage dans le canal inflexe.

Jolly (*Mém. arch. de méd.*), Legouest (*Dictionnaire de Médecine et de Chirurgie*, art. *Artère*), relatent huit cas de lésions carotidiennes par otite et carie du rocher. L'examen anatomique permit de constater la perforation de l'artère, au niveau de la paroi antérieure de la caisse. L'altération vasculaire avait été précédée, dans la majorité des cas, d'une aggravation de l'ostéo-otite, savoir : augmentation de l'otorrhée, poussée inflammatoire vers l'apophyse mastoïde et frissons d'infection purulente.

§ 3. — Accidents septicémiques.

D'après les nombreux travaux publiés sur la septicémie, on sait que la suppuration devient facilement infectieuse, quand elle séjourne dans une cavité, où elle subit l'action des germes ferments répandus dans l'atmosphère. Les matières septiques du pus, dont nous ignorons encore l'essence, pénètrent dans la circulation par les veines et produisent une altération du sang rapidement mortelle.

Un canal veineux considérable, le sinus latéral, reçoit directement les nombreux capillaires venant des muqueuses et des parois de la caisse et des cellules mastoïdiennes. Aussi, dès que le pus, renfermé au sein de ces cavités osseuses, a subi la fermentation putride et acquis des propriétés infectieuses, sa résorption peut s'effectuer avec la plus grande rapidité et engendrer des accidents septicémiques-suraigus.

Témoin le fait suivant extrait du mémoire de Lebert, publié en 1855 et intitulé :

Otite interne. — Pyohémie suraiguë à forme typhoïde. — Phlébite des sinus cérébraux. — Abcès métastatiques des poumons. — Purulence des plèvres.

Jean Müstler, employé de chemin de fer, âgé de vingt-neuf ans, entre le 21 mai 1854 à l'hôpital de Zurich. Cet homme, atteint depuis plusieurs mois d'une suppuration de l'oreille gauche, jouissait néanmoins d'une bonne santé. Le

9 mai au matin, il ressent une violente douleur dans l'oreille gauche avec augmentation de l'otorrhée ; survient un frisson qui dure un quart-d'heure et est suivi de chaleur et de sueurs. Cet accès fébrile cesse rapidement, mais se renouvelle le soir du même jour et le lendemain. Le médecin traitant croit à une fièvre intermittente et administre le sulfate de quinine. Les paroxysmes fébriles disparaissent, mais le 17 mai, le malade tombe dans un état typhoïde grave et est transporté à l'hôpital le 21 mai.

On constate un écoulement purulent fétide et abondant par l'oreille gauche, avec empâtement des téguments de la région mastoïdienne. La marche du malade est incertaine ; il titube ; on est obligé de le soutenir. Il se plaint de céphalalgie vive et de vertige. Aux questions adressées, il répond juste, mais ne parle pas distinctement.

La langue est sèche et fendillée, le ventre est ballonné, les selles sont fréquentes, liquides et très fétides. A l'auscultation, on trouve de la matité aux deux bases et des râles sonores.

Cœur normal. Pouls, 108. Température, 39°,5.

La stupeur va croissante et le malade succombe dans le coma le 29 mai. On ne fit pas la trépanation de l'apophyse, considérant l'état comme trop grave, pour bénéficier de l'opération.

Autopsie. — Du côté du rocher, disparition complète des osselets de l'ouïe. Les cellules mastoïdiennes, portion verticale et horizontale, sont remplies de pus sero-sanguinolent. Leur paroi interne correspondant au sinus latéral est ramollie et infiltrée de pus. Le sinus latéral, les sinus pétreux et la veine jugulaire du même côté sont obstrués par des thrombus en régression. Les lobes inférieurs des poumons sont parsemés d'infarctus et les plèvres contiennent des dépôts pseudo-membraneux et du pus.

En analysant cette observation, on regrette avec le commentateur que le diagnostic n'ait pas été formulé assez à temps, pour pratiquer avantageusement l'ouverture de l'apophyse mastoïde, opération qui eût permis à la suppuration de s'écouler librement au dehors. Par des lavages répétés du foyer d'infection, on eût réussi à prévenir l'absorption des matières septiques.

III

L'otite moyenne ne produit que très rarement les accidents que je viens de signaler : mais ils sont d'une telle gravité qu'il faut savoir se tenir en garde contre leur éventualité. Ils échappent parfois à la sagacité de l'observateur le plus expert, par leur marche et leur manifestation insidieuse. Mais le plus souvent, il est possible de les prévoir. Ils sont alors précédés de phénomènes particuliers, de signes avant-coureurs, tels que ceux observés dans les faits cliniques que j'ai passés en revue.

L'otite, si elle existe depuis lontemps à l'état sub-aiguë ou chronique, acquiert une acuité excessive; ou bien l'affection prend dès son début des proportions inquiétantes. L'inflammation purulente de la caisse et des cellules mastoïdiennes est alors caractérisée par une otorrhée abondante et fétide, des douleurs auriculaires et céphalalgiques très vives, un engorgement phlegmoneux plus ou moins marqué des parties molles recouvrant l'apophyse mastoïde et la région pré-auriculaire.

A cet état local se joignent des symptômes d'irritation cérébrale, tels que vertige, nausées, vomissements, convulsions , lipothymie — frissons répétés et pathognomoniques de la suppuration infectieuse.

En face de cette symptomatologie, plus de doute, il y a du pus dans la caisse et les cellules mastoïdiennes qui menace l'existence. Les centres nerveux sont à la veille d'être envahis, l'artère principale de la région est sur le point d'être lésée, le sang est déjà contaminé. Il faut se hâter et sans nul délai faire jour à la suppuration. C'est alors que la trépanation de l'apophyse mastoïde, peut être suivie des résultats les plus heureux : l'observation suivante en est la preuve convaincante et cela au double point de vue des indications et du mode d'intervention.

Suppuration de l'oreille moyenne et de l'apophyse mastoïde. — Surdité. — Accidents cérébraux et septicémiques. — Trépanation de l'apophyse mastoïde avec injections antiseptiques. — Guérison.

Le 22 mars 1878, je suis appelé auprès du nommé Cordier, cultivateur à Andard, localité à 16 kilomètres d'Angers. A mon arrivée, dans l'appartement du malade, je l'aperçois étendu dans un fauteuil, il veut se lever pour me saluer; mais il est immédiatement pris d'étourdissement et obligé de se tenir assis. Sur mes instances deux personnes le soutiennent pour l'aider à faire quelques pas, il titube comme s'il était ivre, voit tous les objets de l'appartement tourner, éprouve des nausées, pâlit et s'affaisse sur ses aides.

Le malade est un agriculteur d'une grande et forte stature, âgé de cinquante-cinq ans, habitué aux travaux des champs et d'une bonne constitution. Il y a deux mois environ, sous l'influence d'un refroidissement, il est pris d'une douleur dans le côté gauche de la tête. Les souffrances se localisent dans l'oreille gauche qui ne tarde pas à suppurer. La céphalalgie devient excessive, l'otorrhée abondante et fétide. Tous les moyens médicaux employés pour combattre ces accidents ne produisent aucune amélioration.

Le 22 mars, à ma première visite, je constate en effet que l'hémicrânie a son point de départ dans la région auriculo-mastoïdienne gauche et que les douleurs s'irradient dans toute l'étendue du vertex. « Il semble que l'on me dépouille la tête, je verrais la mort que je ne ferais pas un pas pour l'éviter tant je souffre. » Ainsi s'exprimait le malade pour caractériser l'acuité de ses douleurs et son abattement moral.

Par le conduit auditif gauche s'écoule du pus verdâtre, épais et fétide. La membrane du tympan est détruite ; on voit le liquide purulent accumulé au fond du conduit auditif et dans la caisse, onduler à chaque pulsation de la carotide. L'otorrhée diminue et cesse parfois pendant quelques jours, aussitôt les douleurs auriculo-mastoïdiennes redoublent d'intensité et les troubles cérébraux s'aggravent.

En arrière de l'oreille et sur toute l'étendue de la région mastoïdienne les téguments sont rouges, gonflés, œdematiés et très chauds. La pression sur l'apophyse est très douloureuse et la peau garde l'empreinte du doigt.

La tête est légèrement fléchie, inclinée du côté gauche et fixée dans cette position par l'empâtement phlegmoneux des parties molles, entourant l'insertion épiphysaire du sterno-mastoïdien. Les quelques mouvements d'extension ou de rotation qu'on lui imprime, sont intolérables et provoquent une recrudescence de l'hémicrânie.

Aux lésions auriculaires et mastoïdiennes se joignent des troubles généraux graves. Sitôt que le malade veut se lever et marcher, il est pris de vertige, de tremblement et ne peut se soutenir. Il délire de temps en temps; cependant l'intelligence est conservée, mais lente. Les nausées sont fréquentes et accompagnées de vomissements bilieux, la constipation est opiniâtre. Le pouls est déprimé, bat 108; la température axillaire atteint 39°,8. Des frissons violents suivis de sueurs profuses surviennent le soir.

Le diagnostic et le pronostic peuvent se résumer ainsi : *Suppuration de l'oreille moyenne et des cellules de l'apophyse mastoïde. Menace d'accidents encéphaliques, hémorragiques et septicémiques, par rétention du pus dans ces cavités.*

La stagnation du pus dans la caisse est évidente à simple inspection. Son accumulation au sein de l'apophyse mastoïde est relevée par l'intensité de la douleur spontanée et provoquée au niveau de cette épiphyse, et surtout le gonflement phlegmoneux des parties molles qui la recouvrent et l'entourent. Quant aux complications inhérentes au croupissement des produits morbides dans ces organes, elles sont imminentes. En effet le vertige, le subdelirium, les nausées et les vomissements sont les signes de l'irritation cérébrale, signes précurseurs, suivant Toynbee et autres observateurs, de l'envahissement irrémédiable de l'encéphale et de ses enveloppes par la suppuration. La nappe de pus, visible au fond du conduit auditif derrière les débris du tympan et animée d'ondulations isochromes aux pulsations carotidiennes, doit être *en contact presque immédiat avec les tuniques artérielles.* L'ulcération de la carotide interne est donc à craindre. La fétidité de la suppuration, les frissons quotidiens, suivis de sueurs profuses, annoncent un commencent de septicémie.

Il est urgent d'intervenir. — Sans se préoccuper de savoir si la purulence des cellules mastoïdiennes est consécutive à celle de la caisse, ou si cette double inflammation est simultanée ; une indication thérapeutique très nette ressort de la marche de la suppuration et des accidents qui l'accompagnent. Parfois l'otorrhée diminue et cesse même ; alors les douleurs ostéocopes de la région auriculo-mastoïdienne redoublent d'acuité et en même temps les troubles cérébraux et la fièvre augmentent. Ces paroxysmes, au contraire, s'amendent sitôt que la suppuration reprend son cours par le conduit auditif. Dans ces conditions, la conclusion est bien simple. L'évacuation spontanée et partielle des produits morbides secrétés et accumulés au sein de la caisse et des cellules mastoïdiennes, suffisant pour amener du soulagement, leur libre écoulement par une voie artificielle appropriée doit forcément déterminer la guérison. Je propose la trépanation de l'apophyse mastoïde pour ouvrir une issue complète et facile au pus et tarir sa source par le drainage et le lavage. Cette proposition est acceptée sans hésitation par le malade.

A quel point appliquer le trépan. — Il n'est pas indifférent de pratiquer l'ouverture de l'apophyse à sa base, à son sommet ou dans un point intermédiaire. Trépanant à la base, je m'adresse à l'endroit le plus douloureux, situé en même temps au niveau de la communication la plus directe entre l'oreille moyenne et les cellules mastoïdiennes : c'est le lieu par lequel l'écoulement de la suppuration auriculaire et mastoïdienne a le plus chance de s'effectuer, c'est la voie d'élection pour le lavage des deux foyers purulents. Les divers traités de médecine opératoire ne donnent pas de règles bien précises, sur la façon de procéder sûrement à l'ouverture des cellules mastoïdiennes, dans le cas qui m'occupe. Il faut se reporter aux travaux de M. le professeur Richet (*Anat. chirur.*), de M. le professeur Duplay (*Traité de*

p.27

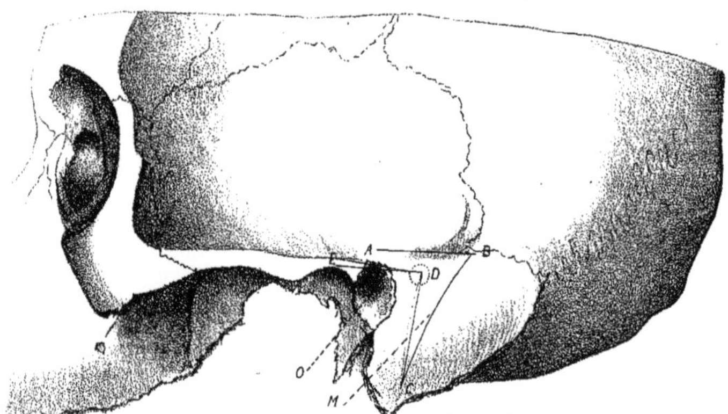

M. . Apophyse mastoïde — O. Orifice du conduit auditif

E. D. - Ligne horizontale passant immédiatement au dessus de l'orifice de conduit auditif.

D. C. - Ligne verticale passant à un centimètre en arrière de l'orifice du conduit auditif.

D - Lieu d'élection pour la trépanation

A. B. - Ligne indiquant la limite extérieure de la cavité crânienne

B. C. - Ligne indiquant la situation et la direction du sinus latéral

LITH. LACHÈSE & DOLBEAU, ANGERS.

pathologie), et aux publications des spécialistes Toynbee, Trœlst et Desarènes, pour agir sûrement dans une intervention chirurgicale aussi délicate. Je pris le soin de m'éclairer par des recherches anatomiques sur une pièce sèche figurée page 27. Le lieu d'élection, où l'on doit trépaner s'obtient mathématiquement par le tracé des deux lignes suivantes (fig., p. 27).

Une première ligne verticale CD est tracée du sommet à la base de l'apophyse mastoïde, en passant à un centimètre en arrière de l'insertion des cartilages de la conque à l'orifice du conduit auditif. Une deuxième ligne horizontale ED est menée le long du bord supérieur du conduit auditif, à la rencontre de la précédente. Ces deux lignes se coupent à angle droit en D. C'est là le lieu d'élection où il faut agir. Le trépan employé est à couronne de très petite dimension, c'est-à-dire de 6 millimètres de diamètre. On pointe l'extrémité de la pyramide en D, en ayant soin d'incliner l'arbre dans la direction de l'axe du rocher. La profondeur à laquelle il est nécessaire de pénétrer est de 8 à 10 millimètres. Elle est variable suivant l'état pathologique, qui a pour effet, parfois, de diminuer, mais le plus souvent d'augmenter l'épaisseur de la paroi externe des cellules mastoïdiennes.

Avec ces données, on est certain de ne pas s'égarer, soit du côté de la cavité crânienne, soit vers le sinus latéral. En effet, la circonférence de l'ouverture osseuse (fig., p. 27), désignée par une ligne circulaire pointillée, est à 5 millimètres de la ligne AB traçant la limite extérieure de la base du cerveau et de la cavité crânienne, à 6 millimètres de la ligne BC représentant la situation et la direction du sinus latéral.

L'opération est pratiquée le 27 mars à quatre heures du soir, sans chloroforme, suivant le *modus faciendi* que je viens de décrire.

L'incision des parties molles et le décollement du périoste sont douloureux, mais la perforation osseuse ne cause qu'une sensation désagréable de crépitation, produite par les dents de la couronne du trépan. A l'aide du tire-fond, j'extrais la rondelle osseuse et immédiatement deux cuillerées à café de pus, épais, jaunâtre, bien lié, s'écoulent par l'ouverture osseuse. Au bout de dix minutes, le malade éprouve un soulagement tellement marqué, qu'il me dit : « Je suis guéri, je ne souffre plus. »

D'ailleurs, cette amélioration, succédant immédiatement à la sortie du pus renfermé au sein du tissu osseux, est signalée dans plusieurs observations sur le traitement des abcès épiphysaires.

Un petit tube à drainage en caoutchouc est introduit par l'ouverture du trépan à une profondeur de 8 à 9 millimètres. Par ce drain et le conduit auditif, je fais des injections avec une solution d'alcool et d'acide phénique, et je prescris le sulfate de quinine, à la dose de 60 centigrammes par vingt-quatre heures.

Sous l'influence de cette médication quotidienne, l'amélioration qui s'est manifestée quelques minutes après l'opération, s'accentue de plus en plus. Les douleurs ostéocopes cessent complètement, les vertiges, le délire, la fièvre et les frissons disparaissent. Le pus désormais s'écoule en plus grande quantité par la voie artificielle que par le conduit auditif et renferme de petites esquilles provenant de la nécrose des cloisons des cellules mastoïdiennes. Quant à l'irrigation des surfaces en suppuration, elle est parfaite. Colorant la solution détersive avec quelques gouttes de teinture de cochenille, je constate que le liquide projeté par l'ouverture de l'apophyse revient par le conduit auditif et réciproquement ; preuve évidente que ces deux cavités, caisse et cellules mastoïdiennes, communiquent facilement et que leur lavage s'exécute dans les meilleures conditions.

Un petit abcès de voisinage est la seule complication, qui

soit venue entraver la marche vers la guérison. Trois semaines après l'opération la suppuration par le conduit auditif est tarie et, fait remarquable, l'ouïe du côté malade est redevenue aussi parfaite que du côté sain. Le 17 mai, cinquante jours après la trépanation, l'ouverture de l'apophyse est complètement cicatrisée, et le malade a recouvré la plénitude de sa santé habituelle.

On sait que la trépanation de l'apophyse mastoïde était tombée dans le plus profond discrédit, depuis la mort de Just Berger, médecin du roi de Danemark, qui se l'était fait pratiquer, au commencement de ce siècle, pour remédier à une double surdité. Mais de nos jours, les indications sont mieux comprises ; aussi s'est-elle relevée dans l'opinion. En effet, exécutée dans les conditions que je viens d'exposer, et suivant le mode opératoire que j'ai précisé, la trépanation de l'apophyse mastoïde est exempte de danger et appelée à rendre d'éminents services. Récemment, décembre 1882, M. le professeur Richet m'écrivait qu'il avait pratiqué la trépanation de l'apophyse mastoïde, sur un malade du Dr Johnston, médecin de l'Ambassade américaine, dans le même point, avec un plein succès.

ANGERS, IMPRIMERIE LACHÈSE ET DOLBEAU.

TRAVAUX PUBLIÉS PAR LE MÊME AUTEUR

LEÇONS SUR LA CATARACTE, du Dr Foucher, professeur d'ophthalmologie à la Faculté de Médecine de Paris, recueillies et publiées par MM. Bousseau et Vaslin, internes des hôpitaux de Paris. — 1 volume in-8°, avec figures dans le texte.

DU TRAITEMENT DE LA DIPHTHÉRIE et de ses deux principales manifestations : l'angine pharyngée et laryngée ou croup.

ÉTUDE SUR LES PLAIES PAR ARMES A FEU. — 1 volume in-8°, avec 22 planches en lithographie, dessinées d'après nature. — Ouvrage couronné par la Société de Chirurgie et l'Institut (Académie des Sciences).

ÉTUDE SUR LES PANSEMENTS DES PLAIES et **L'HYGIÈNE DES BLESSÉS.** — (Discours prononcé à la rentrée de l'École de médecine d'Angers, 1878.)

EMPLOI DE LA PONCTION ASPIRATRICE DANS LE TRAITEMENT DE L'HÉMATOCÈLE RÉTRO-UTÉRINE. — (Communication faite à la Société de médecine d'Angers.)

www.ingramcontent.com/pod-product-compliance
Ingram Content Group UK Ltd.
Pitfield, Milton Keynes, MK11 3LW, UK
UKHW021116290826
14628UKWH00014B/2586

9 782019 661243